삶을 건너는 시간

나이 듦과 성장에 대하여

김중원 지음

호меф

삶을 건너는 시간 : 나이 듦과 성장에 대하여

초판발행 | 2025년 8월 25일
지 은 이 | 김 중 원
발 행 인 | 김 영 선
펴 낸 곳 | 한맥문학출판부
　　　　　서울시 서대문구 통일로 479-5
　　　　　등록 1995년 9월 13일(제1-1927호)
　　　　　전화 02)725-0939, 725-0935
　　　　　팩스 02)732-8374
　　　　　이메일 hanmaekl@hanmail.net

값/15,000원

ISBN 979-11-93702-25-3

잘못된 책은 서점에서 바꿔드립니다.
이 책은 저작권법에 의해 보호를 받는 저작물이므로 무단 전재와 복제를 금합니다.

삶을 건너는 시간

나이 듦과 성장에 대하여

김중원 지음

차례

프롤로그	태어남과 동시에 시작되는 여정	06
제1장	신뢰를 심는 시간 – 영아기(0~1세) 시작의 시간 – 신뢰와 불신 사이에서	09
제2장	스스로 서는 기쁨 – 초기 아동기(1~3세) 자율의 시간 – 부끄러움과 의심을 넘어	19
제3장	꿈꾸고 도전하기 – 유희기(3~6세) 주도성의 시간 – 죄책감을 딛고	29
제4장	나도 할 수 있어요 – 학령기(6~12세) 근면의 시간 – 열등감을 넘어서는 힘	39
제5장	나는 누구인가 – 청소년기(12~18세) 정체성의 시간 – 혼란 속에서 나를 찾기	47

제6장	함께 가는 길 – 초기 성인기(20~40세)	56
	친밀성의 시간 – 고립을 넘어 함께하기	

제7장	남기는 것과 내려놓는 것 – 중년기(40~65세)	65
	생성성의 시간 – 정체를 넘어 타인을 키우기	

제8장	모든 것을 품고 떠나다 – 노년기(65세 이후)	73
	통합의 시간 – 절망을 넘어 수용하기	
	초기 노년기 (65~74세) : 노을빛으로 물든 날들	83
	중기 노년기 (75~84세) : 눈 내린 들녘	90
	후기 노년기 (85세 이상) : 깊은 겨울의 고요함	97

제9장	다시 쓰는 이야기 – 영혼의 회고와 재탄생	104

에필로그	삶, 그 자체로 충분했던 여정	111

프롤로그

태어남과 동시에 시작되는 여정

삶이라는 강을 건너는 우리 모두에게
인생은 하나의 강과 같습니다.
출발점도, 도착지도 우리 힘으로는 정할 수 없습니다.
그러나 강을 어떻게 건너느냐는,
우리 손에 달려 있습니다.
인간은 태어나는 순간부터 이야기를 써 내려갑니다.
말보다 울음이 먼저이고,
걷기보다 느끼는 것이 먼저입니다.
이 여정은 단순한 생물학적 성장에 그치지 않습니다.
신뢰를 품고,
자율성을 시도하며,
때로는 방황하고 사랑하며,
결국 죽음을 향해 나아가는 과정 속에서
우리는 누구나 하나의 고유한 이야기를 씁니다.
심리학자 에릭 에릭슨은 이 여정을
 '심리사회적 발달'이라는 틀 안에서 심리적 도전을 설명

했습니다.'

그는 인간의 삶을 8단계로 나누고,

각 단계마다 특정한 내적 과업이 주어진다고 보았습니다.

그 과업을 얼마나 건강하게 통과하느냐가

인격의 깊이와 영혼의 무게를 결정합니다.

여기에 우리는 정신치료자인 지그문트 프로이트, 칼 융, 빅터 프랭클,

그리고 인생의 각 시기를 "신이 내린 과제"라 부른 가톨릭 사제 로마노 과르디니 신부의 관점을 더해보았습니다.

정신분석의 창시자와 무의식의 탐구자,

의미치료의 선구자,

영성 철학자의 목소리를 함께 엮으며,

저의 임상경험과 신앙생활에서 퍼올려

각 시기의 심리적 의미와

더불어 영적인 풍요로움을 탐색합니다.

때로는 고요하고,

때로는 거세지만,

분명한 것은 하나입니다.

우리는 모두 성장하고 있다는 것.

이 책은 단지 아이를 키우는 이들을 위한
육아 지침이 아닙니다.
이 책은 어른이 된 우리가
우리 안의 아이를 돌보는 이야기이며,
삶 전체를 보다 깊고 온전하게 이해하고 싶은 이들을 위한
안내서입니다.
우리 모두는 지금,
어느 한 단계에 서 있습니다.
그 여정의 의미를 함께 되짚어 보며,
묵상하고 음미하면서
당신의 삶을 더욱 따뜻하고
단단하게 채워가기를 바랍니다.

제1장

신뢰를 심는 시간 – 영아기(0~1세)
시작의 시간 – 신뢰와 불신 사이에서

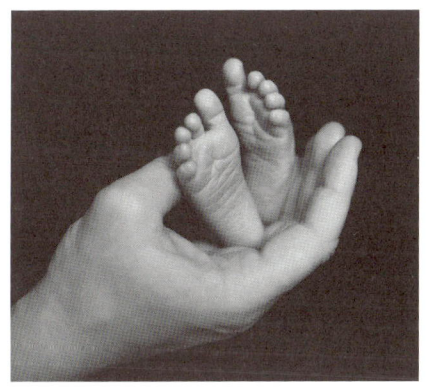

세상과 처음 만나는 순간

"인생은 누군가의 품 안에서 시작된다."
아기는 세상에 대해 아무것도 모릅니다.
그는 오로지 본능적인 울음과 미약한 감각만을 가지고
이 거대한 세계 앞에 놓입니다.
이 시기,
세상은 아기에게 단 하나의 질문을 던집니다.
"세상은 믿을 만한 곳인가?"
에릭 에릭슨은 이것을 인생 첫 번째 심리사회적 과업으로 보았습니다.
'신뢰 대 불신'
프로이드는 구강기라 했고,
입을 통해 쾌락을 추구한다고 했지요.
과르디니 신부도 이야기합니다.
삶은 태어남으로 시작되며,
이때 '안정된 품'이 필요하다고..... .
삶이 우리를 맞아줄 것인가,
거부할 것인가를
아기는 온몸으로 배우기 시작합니다.

품 안에서 배우는 신뢰

지혜로운 부모는 아기의 이 질문을 외면하지 않습니다.

울음을 듣고 다가가 안아주며,

배고픔을 채워주고,

불편한 몸을 어루만져 줍니다.

작은 따뜻한 손길 하나,

부드러운 눈빛 하나가

아기에게는 거대한 메시지가 됩니다.

"괜찮아. 이 세상은 널 포기하지 않아."

이 믿음이 깊어질 때,

아기는 마음의 뿌리를 내리기 시작합니다.

그리고 이 신뢰는,

단지 심리적 안정감을 넘어

삶을 살아낼 수 있는 내면 에너지를 심어줍니다.

아이의 신뢰는 부모로부터 받는 에너지 질에 달렸습니다.

안정된 애착은 성격의 기초가 됩니다.

살아 있는 이야기 : 하은이의 품

하은이는 세상에 태어나자마자
선천성 심장질환 진단을 받았습니다.
갓 태어난 아이를 수술대에 올려야 했던 부모는
불안과 절망 속에서도,
매일 하은이에게 이렇게 말했습니다.
"하은아, 괜찮아.
　우리가 여기 있어."
수술 후 중환자실 유리창 너머로,
하은이는 작은 손가락을 꿈틀거리며 대답했습니다.
"세상은 차갑지만, 사랑도 존재한다."
그녀는 몸은 약했지만,
세상이 자신을 포기하지 않았다는 사실을
가슴 깊이 받아들이고 있었습니다.
신뢰는 거창한 것이 아닙니다.
매일,
한 번씩 눈을 맞추는 것.
매일,
포근하게 감싸주는 것.

이 첫 신뢰의 씨앗이 뿌려지지 못하면,
사람은 평생을 두려움 속에 살게 됩니다.
그러나 씨앗이 심어진다면,
어떤 풍랑이 와도 뿌리 뽑히지 않는 나무처럼 성장할 수 있습니다.

살아 있는 이야기 2

한밤중,

엄마는 졸린 눈을 비비며 아기의 울음소리에 깨어났다.

팔에 안겨 엄마의 심장 소리를 들으며

젖을 물던 아기는 곧 조용해졌다.

엄마는 속삭이듯 말했다.

"괜찮아, 엄마 여기 있어."

그 순간,

아기는 세상이 따뜻하다는 것을 처음으로 느꼈다.

심리적 의미 : 존재의 뿌리

신뢰는 어떤 특별한 기술이나 말로 만들어지지 않습니다.
존재 자체를 따뜻하게 받아들이는 것.
아기가 울 때 꾸짖지 않고,
외롭다고 손을 내밀 때
거절하지 않는 것.
이 단순하고 반복되는 일상의 사랑 속에서,
아기는 세상을 받아들이고,
자신을 받아들이는 힘을 키워갑니다.
만약 이 시기에 반복적으로 거부당하거나,
불규칙하고 일관성 없는 돌봄을 받게 되면,
아기는 '세상은 위험하다'는 인식을 깊이 새깁니다.
그 상처는 쉽게 사라지지 않습니다.
평생 동안 인간관계,
세상과의 관계 속에
보이지 않는 그림자로
남기도 합니다.

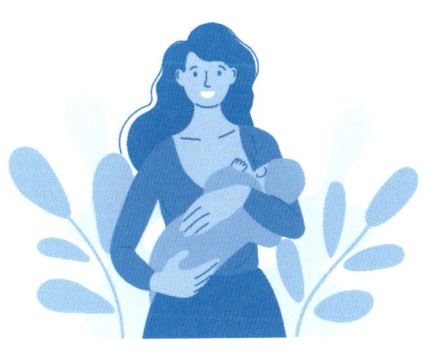

영적 의미 : 믿음의 씨앗

영아기의 신뢰는 단지 심리적 안정감에 그치지 않습니다.
그것은 우리가 세상 너머의 더 깊은 차원과 연결될 수 있다는,
삶의 가장 원초적인 영적 믿음의 뿌리이기도 합니다.
아기가 엄마의 품에서 느끼는 따뜻함,
일관된 돌봄 속에서 형성되는 신뢰는,
훗날 우리가 보이지 않는 손길을
신뢰할 수 있는 힘으로 자랍니다.
말로 설명할 수 없는 평안,
근거 없는 낙관,
이유 없이 느껴지는 존재의 환대감 ―
이 모든 것은 바로 그 시절,
영혼 깊숙이 심긴 믿음에서 비롯됩니다.
삶이 고단할 때,
우리는 때로
무의식 중에 이렇게 묻습니다.
"정말 누군가가 나를 돌보고 있을까?"
"이 세상은 내 편일까?"
그 물음에 조용히 대답하는 것은

논리나 지식이 아니라,
영아기의 경험된 신뢰입니다.
이는 훗날 어떤 종교적 신념이든,
초월적 존재에 대한 믿음이든,
 '믿을 수 있는 세계'에 대한 근원적 감각으로 이어집니다.
영아기의 건강한 신뢰는
단지 부모와 아이 사이의 관계를 넘어서,
세상과, 그리고
초월자인 신과의 신뢰관계를 준비하는 첫 관문이 됩니다.
그 품 안에서 아기는 배우는 것입니다.
 "나는 홀로가 아니며, 누군가가 나를 지켜보고 있다"는
존재의 본질적인 안도감을.

당신에게 건네는 작은 묵상

혹시 오늘,

세상이 너무 낯설고 차갑게 느껴지시나요?

어쩌면 당신 안에도

아직 어린 아기가 울고 있을지도 모릅니다.

괜찮습니다.

천천히, 다시 손을 내밀어 보세요.

살아 있다는 것 자체가,

이미 세상이 당신을 받아들였다는 증거입니다.

당신은,

처음부터 환영받은 존재였습니다.

그 믿음을 잊지 마세요.

※ 우리에게 주어진 첫 번째 과제 :
 "내가 믿을 수 있는 세계를 만들어주는 것."

※ 삶의 시작에 필요한 한 문장 :
 "나는 네가 세상을 믿을 수 있도록 곁에 있을게."

제2장

스스로 서는 기쁨 – 초기 아동기(1~3세)

자율의 시간 – 부끄러움과 의심을 넘어

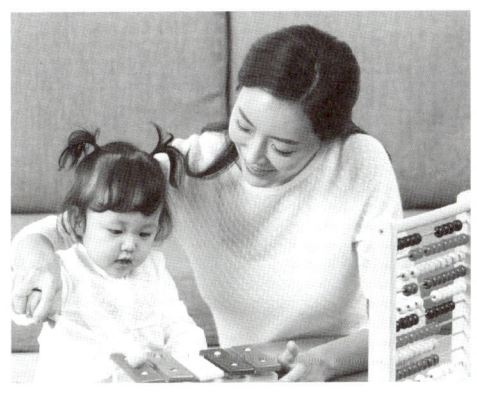

작은 몸, 큰 의지

"걸음마를 뗀 아기는,
　세상을 탐험하는 작은 모험가입니다."
아기는 이제 막 걸음마를 시작합니다.
비틀비틀 넘어지기도 하고,
툭하면 울어버리기도 합니다.
하지만 그 작은 몸 안에는
세상을 향해 나아가려는
강한 의지가 깃들어 있습니다.
처음으로 인간은 묻기 시작합니다.
"내가 스스로 할 수 있을까?"
이것이 에릭슨이 말한
인생 두 번째 심리사회적 과업,
'자율성 대 수치심/의심'의 시작입니다.
프로이드에 의하면 항문기로 배변훈련의 단계이기도 합니다.
과르디니 신부 역시 인생 초기의 과제는
"내 힘으로 세계를 접촉하고 경험하는 것"
이라고 강조합니다.

혼자서도 괜찮아

걸음마를 배우는 아기를 생각해봅니다.

엄마 손을 놓고 한 발 내딛을 때,

그는 땅이 흔들리는 듯한 두려움을 느낍니다.

하지만 그 순간,

엄마가 환하게 웃으며 박수쳐줍니다.

"잘했어! 또 해볼까?"

이 따뜻한 격려는

아기에게 이렇게 속삭입니다.

"넘어져도 괜찮아.

　네 안에 스스로 설 수 있는 힘이 있어."

그 믿음이 쌓이면,

아이는 자신감을 품게 됩니다.

자율성이라는 내면의 기둥을 하나 세운 것입니다.

반대로,

과도한 간섭이나 비난을 받으면

아이의 마음속에는 작은 그림자가 드리워집니다.

"나는 못 해. 나는 실패할 거야."

"내가 할 수 있을까?"
이 그림자는 시간이 지나도
자존감 깊은 곳에 남아있을 수 있습니다.
부끄러움은 이때 쉽게 찾아옵니다.
자율성은 완벽을 통해 길러지는 것이 아닙니다.
실패해도 괜찮다는,
넘어져도 다시 해보라는 따뜻한 신뢰 위에서 자랍니다.

살아 있는 이야기 : 준호의 첫 발걸음

준호는 늦게 걷기 시작한 아기였습니다.

옆집 아이들은 벌써 뛰어다니는데,

준호는 아직 기어 다녔습니다.

준호 엄마는 조바심이 났지만,

억지로 일으키려 하지 않았습니다.

대신,

준호가 손을 뻗으면 기다려주었고,

준호가 일어설 때마다 미소 지었습니다.

어느 날,

준호는 떨리는 두 다리로 스스로 일어나

엄마에게로 몇 걸음 걸어왔습니다.

엄마는 달려가 안아주었습니다.

"준호야, 네가 해냈구나!"

그날 이후,

준호는 세상 모든 것을 스스로 해보고 싶어 했습니다.

살아 있는 이야기 2 :

비 오는 날,

우비를 입은 아이가

고무 장화를 신고 물웅덩이를 첨벙 뛰며 웃었다.

"물 튀었다!"

소리에 엄마는 놀라며 달려왔지만,

아이의 얼굴을 보고는 함께 웃고 말았다.

세상은 모험이었고,

그는 그 첫 항해를 막 시작한 탐험가였다.

심리적 의미 : '할 수 있다'는 신념

자율성은 작은 일에서 시작됩니다.

스스로 숟가락을 잡는 것

스스로 신발을 신는 것

스스로 '아니야!'라고 말해보는 것

이 작은 시도와 성공들이

한 인간의 주체성을 키워냅니다.

어른이 되어서도,

무언가 새롭게 도전할 수 있는 용기,

넘어져도 다시 일어나는 회복력은

바로 이 시기의 건강한 자율성에서 뿌리내립니다.

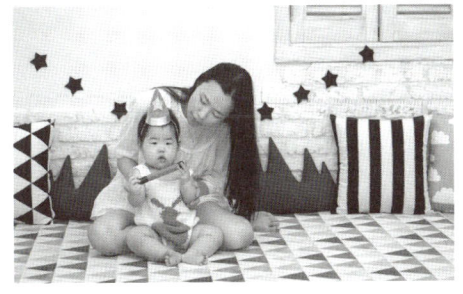

영적 의미 : 신 앞에 선 자유

로마노 과르디니는 말합니다.

"진정한 자유란,

　자기 안에서 신 앞에 홀로 서는 것이다."

초기 아동기의 자율성은

단순히 일상의 기술을 익히는 것이 아닙니다.

내가 선택할 수 있다.

내가 움직일 수 있다.

나는 신 안에서 스스로 존재할 수 있다.

이 감각을 익히는 것입니다.

수치심과 의심이 아닌,

존엄성과 자유 속에서

신과 만나기 위한 첫 걸음을 떼는 시간입니다.

"나는 신 앞에서 스스로 선택할 수 있다."

당신에게 건네는 작은 묵상

혹시 오늘,

어떤 일 앞에서

스스로를 의심하고 있지 않나요?

"나는 할 수 없어."

"나는 또 실패할 거야."

그런 속삭임이 들릴 때,

당신 안의 작은 아이에게 말을 걸어주세요.

"괜찮아.

 넘어져도 괜찮아.

 너는 할 수 있어."

우리 모두는,

이미 오래전,

비틀거리는 걸음마 속에서

세상을 향한 첫 번째 '예'를 말했던 존재입니다.

그 첫걸음의 기억을,

오늘 다시 불러낼 수 있습니다.

✳︎ 우리에게 주어진 두 번째 과제:
"내가 <u>스스로</u> 해볼 수 있도록 기다려주기."

✳︎ 삶의 두 번째 시간에 필요한 한 문장:
"괜찮아, 네가 해보는 걸 나는 응원해."

제3장

꿈꾸고 도전하기 – 유희기 (3~6세)
주도성의 시간 – 죄책감을 딛고

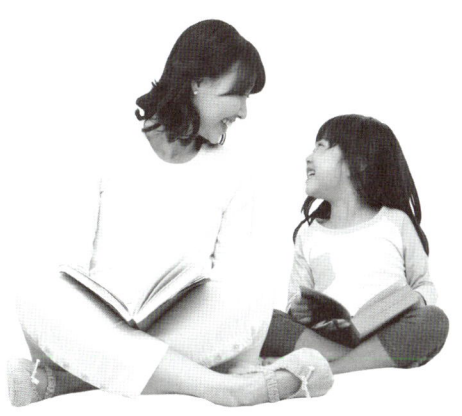

상상력으로 피어나는 세계

"상상력은 세상을 바꾸는 첫 번째 도구입니다."
어린아이는 이제 막 자기 세상을 만들어가기 시작합니다.
나무를 타고,
모래성을 쌓고,
빗자루를 타고 하늘을 나는 상상을 합니다.
이 시기의 아이는 끊임없이 묻습니다.
"내가 이걸 해도 괜찮을까?"
"나는 세상에 무언가를 해낼 수 있을까?"
이 질문들은 단순한 호기심이 아닙니다.
세계와 관계를 맺고자 하는 주도성의 표현입니다.
에릭슨은 이 시기를
'주도성 대 죄책감'의 과업으로 보았습니다.
프로이드는 남근기라 명명하고
오디푸스콤플렉스 해결 단계라 했지요.
과르디니는 이 시기의 인간이
"세계에 손을 뻗어 자기만의 발자국을 남기려는 욕구"를
경험한다고 설명합니다.
아이는 도전합니다.

그리고 실패도 합니다.
하지만 무엇보다,
자신의 상상력과
행동에 대한 허락을 필요로 합니다.
이 시기 핵심 질문은
"내가 이걸 해도 괜찮을까?"입니다.

세상을 향한 첫 모험

엄마가 부엌에서 바쁘게 일하고 있을 때,
아이는 밀가루를 꺼내 바닥에 뿌립니다.
"엄마, 내가 케이크 만들어 줄게!"
엄마는 잠시 망설입니다.
이제 부엌은 엉망입니다.
하지만 엄마는 웃으며 말합니다.
"정말 고맙구나. 우리 같이 정리하자."
이 순간,
아이의 마음속에서는 보이지 않는 작은 꽃이 피어납니다.
"나는 무언가를 시작할 수 있다."
이 허락은,
아이가 앞으로 살아가면서 꿈꾸고 시도할 수 있는 힘의 원천이 됩니다.
만약 그때 엄마가 바닥을 어지럽혔다고 야단을 쳤다면
아이는 주도성을 키울 기회를 잃었을 것입니다.
죄책감은 이렇게 태어납니다.
"나는 뭔가 잘못했어."
"나는 도움이 되지 않아."
주도성은 실패를 허락하는 사랑 안에서 자랍니다.

살아 있는 이야기 : 세은이의 가게 놀이

다섯 살 세은이는

가게 놀이를 좋아했습니다.

방 한가득 인형과 블록을 펼쳐놓고,

자신이 사장님이 되어 물건을 팔았습니다.

"여기 사과 하나요!"

"돈 주세요!"

세은이 부모님은

조심스럽게 '손님'이 되어주었습니다.

그리고 세은이가 값을 엉뚱하게 불러도,

뭘 팔든지 상관없이

환하게 웃어주었습니다.

그 결과, 세은이는 자라면서

새로운 상황에서도 두려움 없이 주도적으로 행동할 수 있었습니다.

"나는 해볼 수 있어."

"시작할 수 있어."

이 믿음은

어릴 때 자유롭게 꿈꾸고,

허락받은 시간에서 비롯되었습니다.

살아 있는 이야기 2 :

아이의 작은 손은 분홍색 크레파스를 쥐고 있었다.
"이건 나야! 공주야!"
삐뚤빼뚤한 그림 속에 자신을 그리고,
엄마에게 보여주며 자랑스럽게 말했다.
아이의 상상은 종이 위에서 왕국이 되었고,
그 안엔 자신이 가장 빛나는 존재였다.

심리적 의미 : 주도성이라는 선물

이 시기의 핵심은

아이의 자발적 시도를

응원하느냐,

억누르느냐에 달려 있습니다.

응원받은 아이는 "나는 할 수 있어"를 배우고,

억제당한 아이는 "나는 문제가 있어"라는 죄책감을 배웁니다.

이 차이는 성인이 된 이후

창의성,

모험심,

자기표현의 자유에

지대한 영향을 미칩니다.

세상은 종종 실패를 두려워하도록 가르치지만,

어린 시절의 건강한 주도성은

실패해도 다시 도전할 수 있는 용기를 길러줍니다.

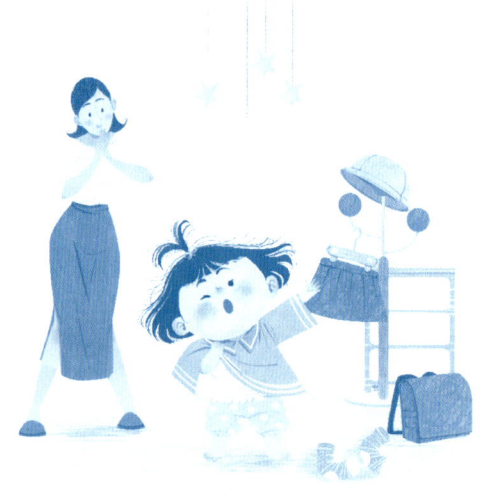

영적 의미 : 신과 함께 창조하는 기쁨

로마노 과르디니는 인간을
"공동 창조자(co-creator)"라고 표현했습니다.
신은 인간을 단순한 피조물이 아니라,
세상을 함께 완성해 가는 파트너로 부르셨습니다.
유희기의 주도성은 바로 이 신적 부르심에 대한
처음 응답입니다.
나는 세상에 기여할 수 있다.
나는 신과 함께 세상을 새롭게 만들어갈 수 있다.
이 신뢰와 기쁨은,
놀이와 모험을 통해
어린이의 마음에 자연스럽게 심겨집니다.

당신에게 건네는 작은 묵상

혹시 지금,

새로운 꿈을 꿔보고 싶은데

겁이 나고 죄책감이 앞서진 않나요?

"내가 뭘 하겠어…"

"괜히 민폐나 끼치겠지…"

그런 마음이 들 때,

마음속 작은 아이에게 다시 묻습니다.

"해보고 싶니?"

"그럼, 해보자."

실패해도 괜찮습니다.

망쳐도 괜찮습니다.

시도하는 것 자체가 축복입니다.

삶은 원래 완벽하지 않은 가게 놀이,

엉성한 모래성 쌓기 같은 것입니다.

그래도 우리는,

조금 서툰 손으로

세상을 사랑스럽게 완성해갑니다.

✳✳ 우리에게 주어진 세 번째 과제:
   "아이의 시도를 멈추지 않도록 지켜봐주기."

✳✳ 삶의 세 번째 시간에 필요한 한 문장:
   "너의 생각은 소중해. 해봐."

제4장

나도 할 수 있어요 – 학령기 (6~12세)

근면의 시간 - 열등감을 넘어서는 힘

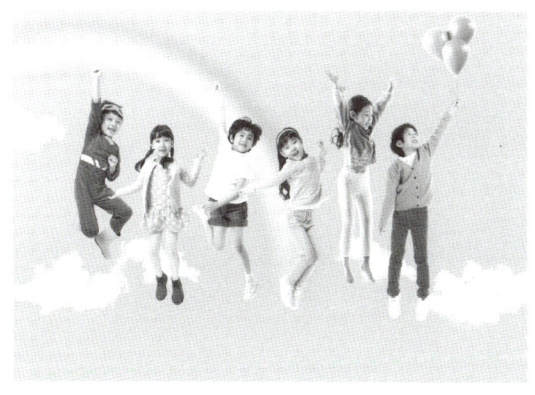

세상과 본격적으로 만나다

"노력은,

 사랑을 향한 또 하나의 이름입니다."

아이들은 학교라는 낯선 세계로 들어갑니다.

글을 읽고, 수를 세고, 친구들과 함께 규칙을 배웁니다.

이제 아이는 묻습니다.

"나는 다른 아이들만큼 잘할 수 있을까?"

에릭슨은 이 시기를

 '근면성 대 열등감'의 시기로 보았습니다.

프로이드는 잠복기라 하고,

성적 에너지가 억제된 단계라 했지요.

과르디니 신부는 이 시기를

"인간이 사회 속에서 자기 자리를 찾고,

 책임을 배우는 시기"라고 설명합니다.

배우고, 시도하고, 성취하면서

 "나는 유능하다"는 감각을 얻는 시기입니다.

이 시기의 핵심 질문은

 "나는 다른 아이들만큼 잘할 수 있을까?"입니다.

작은 성공이 자라는 시간

숙제를 해내고,

자전거를 혼자 타고,

친구와 협력하여 팀 활동을 해봅니다.

이런 경험들은 아이에게

세상을 살아갈 수 있다는 자신감을 심어줍니다.

이 시기의 아이들은 비교라는 무거운 그림자에 쉽게 눌립니다.

하지만 만약 반복해서 실패하거나,

비교당하고, 무시당한다면

마음속 깊이 열등감이 자리를 잡습니다.

"나는 못해."

"나는 쓸모없어."

이 상처는 성인이 되어서도

시도조차 하지 못하게 할 만큼

깊게 남을 수 있습니다.

하지만 노력은 모든 아이에게 공평하게 허락된 빛입니다.

"너는 노력할 수 있다." "너만의 길이 있다."

이 믿음이 심어질 때,

근면성은 조용히 뿌리를 내립니다.

살아 있는 이야기 : 민수의 첫 시합

민수는 농구를 좋아했지만,

처음 나간 경기에서 단 한 번도 골을 넣지 못했습니다.

민수는 울먹이며 코치에게 말했습니다.

"나는 농구를 못해요. 안 할래요."

그러자 코치는 미소지으며 말했습니다.

"오늘은 하나도 못 넣었지만,

　내일은 하나 넣을 수도 있어.

　계속 도전하는 사람이 진짜 선수가 되는 거야."

민수는 다시 농구공을 잡았습니다.

그날 이후,

민수는 결코 가장 뛰어난 선수가 되지는 않았지만,

항상 끝까지 포기하지 않는 선수가 되었습니다.

살아 있는 이야기 2 :

"오늘도 별 다섯 개 받았어!"

자랑스럽게 공책을 내미는 아이의 눈이 반짝였다.

선생님은 칭찬 스티커를 붙이며 말한다.

"넌 정말 노력하는 친구야."

아이의 마음속에

 '나는 해낼 수 있어'

라는 문장이 자라나기 시작했다.

심리적 의미 : 유능함의 씨앗 심기

학령기는 '성과'라는 새로운 기준을 배웁니다.
그러나 진짜 근면성이란
1등을 하는 것이 아니라,
포기하지 않고 끈기 있게 해보는 것입니다.
실패를 딛고 다시 도전하는 경험을 통해
아이들은
"나는 충분히 해낼 수 있다"는
내적 힘을 키워갑니다.

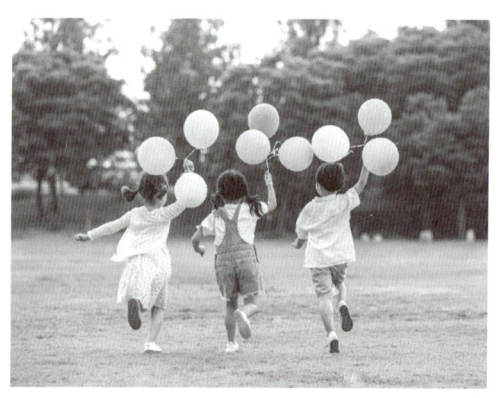

영적 의미 : 신의 사명을 발견하는 준비

과르디니는 인생의 의미를 묻습니다.

어린 시절, 우리는 무심코

"왜 공부해야 해?"

"왜 노력해야 해?"라고 질문합니다.

이 질문은 사실,

"나는 왜 존재하는가?"라는

더 깊은 질문으로 이어집니다.

근면성은 단순한 성취가 아니라,

신이 내게 맡긴 일을 사랑하며 살아가는 연습입니다.

"나는 신을 위해 봉사할 수 있다."

당신에게 건네는 작은 묵상

혹시 요즘,

노력해도 보람을 느끼지 못해

마음이 식어버린 일이 있나요?

"아무리 해봐야 소용없어."

"나는 안 될 거야."

이런 생각이 스칠 때,

어린 시절의 민수를 떠올려 봅니다.

공 하나 넣지 못한 그날,

그는 끝까지 포기하지 않았습니다.

삶도 마찬가지입니다.

우리가 매일 다시 일어나 도전할 때마다,

작은 영혼의 꽃이 피어납니다.

포기하지 마세요.

당신의 작은 근면은, 이미 신 앞에서 빛나고 있습니다.

** 우리에게 주어진 네 번째 과제:
"비교하지 않고, 노력 자체를 칭찬하기."

** 삶의 네 번째 시간에 필요한 한 문장:
"네가 애쓴 걸 나는 알고 있어. 그리고 그게 정말 멋져."

제5장

나는 누구인가 – 청소년기(12~18세)
정체성의 시간 – 혼란 속에서 나를 찾기

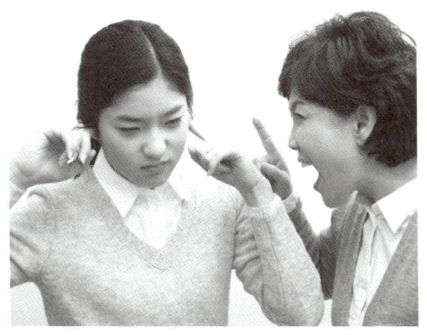

나를 찾아가는 긴 여정

"나는 누구일까?"

"나는 어디로 가야 할까?"

청소년기는 삶의 한가운데에 서 있는 듯한 시간입니다.

몸은 어른이 되어가지만,

마음은 여전히 흔들립니다.

에릭슨은 이 시기를

'정체성 대 역할 혼돈'이라 불렀습니다.

프로이드는 생식기라 명명하고 성적성숙의 단계라 했지요.

과르디니 신부는 이 시기를

"삶을 스스로 선택하는 첫 번째 순간"이라고 말합니다.

진정한 '나'를

찾으려는 싸움이 시작됩니다.

모든 게 불확실할 때

친구들과의 관계,

성적 변화,

꿈과 진로에 대한 고민...

모든 것이 흐릿하고 불확실합니다.

때로는 기존의 규칙에 도전하고,

때로는 모든 것을 부정해 보기도 합니다.

이 방황과 갈등 속에서

자신만의 길을 찾아가는 것입니다.

진정한 독립은

 '가족에 대해 냉정해지는 것' 이 아니라

 '자유롭게 사랑하는 것' 입니다.

살아 있는 이야기 : 수빈의 선택

수빈은 부모님의 기대에 따라 의대 준비를 했습니다.

하지만 그림을 그릴 때만큼은

마음 깊은 곳에서 행복이 피어났습니다.

수빈은 깊은 고민 끝에

부모님께 말했습니다.

"저는 미술을 전공하고 싶어요."

처음엔 갈등도 있었지만,

수빈은 용기를 냈습니다.

그 선택이

수빈을 진정한 자기 자신으로 성장시켰습니다.

살아 있는 이야기 2 :

밤늦게까지 책상에 앉아 있던 소년은

시험지를 내려다보며 한숨을 쉬었다.

그때,

아버지가 조용히 문을 열고 따뜻한 코코아 한 잔을 건넸다.

"결과보다,

  너의 노력이 더 자랑스럽다."

소년의 눈가가 붉어졌다.

혼자라고 느낀 순간에,

사랑은 다가왔다.

살아 있는 이야기 3 :

한 소녀가 있었습니다.

어릴 때부터 피아노를 쳤지만,

고등학교에 들어가서는 춤에 빠졌습니다.

"왜 이렇게 변덕이 심하냐"는 주변의 말에도,

그녀는 끝까지 자신을 믿었습니다.

"나는 내 안에서 새로운 나를 발견하고 있어."

이 시기의 혼란은 잘못된 것이 아닙니다.

오히려 "질문할 수 있는 용기"를 배우는 시기입니다.

부모나 어른들은 때로 다급한 마음에 이렇게 말합니다.

"빨리 결정해!"

"흔들리지 말고 하나만 해!"

그러나,

삶은 그렇게 간단하지 않습니다.

질문하고,

방황하고,

또 다시 질문하는 그 시간이 필요합니다.

심리적 의미 : 정체성의 탄생

이 시기의 방황은 필요합니다.

고민하고,

질문하고,

때로는 실패하면서,

아이들은

자기만의 목소리를 찾습니다.

정체성 형성은 고통스럽지만,

그 과정을 거쳐야

진짜 어른으로 성장할 수 있습니다.

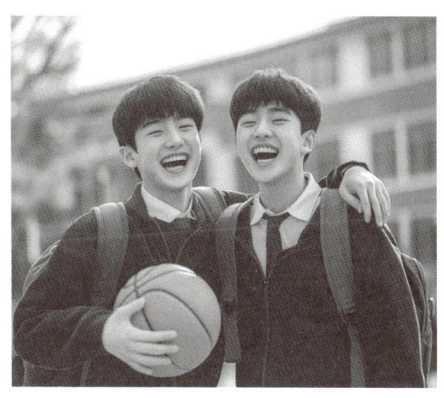

영적 의미 : 신 안에서 나를 발견하기

"나는 누구인가?"

과르디니는 이 질문을

"나는 신 안에서 누구인가?"로 이끕니다.

나를 사랑하시고 부르신 신 앞에 설 때,

우리는 비로소

흔들리지 않는 자아를 발견하게 됩니다.

"나는 신 안에서 나의 존재 이유를 찾는다."

당신에게 건네는 작은 묵상

혹시 요즘,

"나는 누구지?"

"내 길은 어디지?"

혼란스러우신가요?

괜찮습니다.

흔들리는 시간도

필요한 여정입니다.

방황 속에서도,

하루하루 당신 안의 진짜 '나'는 자라고 있습니다.

당신의 존재는,

그 자체로 이미 신의 아름다운 작품입니다.

** 우리에게 수어진 다섯 번째 과제:

 "아이의 질문을 다치게 하지 않고 받아주기."

** 삶의 다섯 번째 시간에 필요한 한 문장:

 "네가 찾고 있는 너를, 나도 함께 기다릴게."

제6장

함께 가는 길 – 초기 성인기(20~40세)

친밀성의 시간 – 고립을 넘어 함께하기

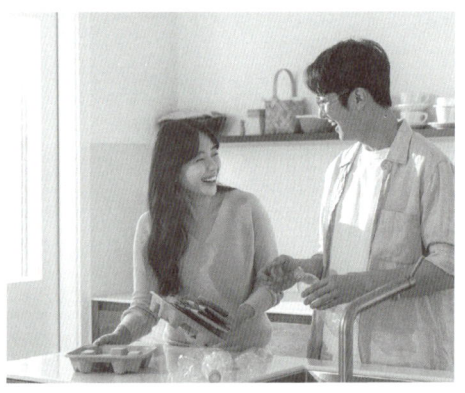

마음을 내어주는 용기

"혼자 걷는 길이 때로는 빠를 수 있다.
 그러나 함께 걷는 길이 더 멀리 간다."
이제 우리는 성인이 되어
스스로 삶을 꾸려나갑니다.
하지만 그 여정은 결코 혼자서는 완성되지 않습니다.
초기 성인기의 핵심질문은 이렇습니다.
"나는 진정으로 누군가와 깊은 관계를 맺을 수 있을까?"
에릭슨은 이 시기를
 '친밀감 대 고립감'의 싸움이라 불렀습니다.
과르디니 신부는 이 시기를
"타인의 얼굴을 진지하게 받아들이는 시간"이라 설명합니다.
그러기 위해서는 원가족 에너지로부터
성숙한 거리두기기 필요합니다.

마음의 문을 여는 시간

누군가를 깊이 사랑한다는 것,

진정한 우정을 나눈다는 것.

그것은 자신을 완전히 드러내는 것을 뜻합니다.

상처받을 수도 있다는 두려움을 품은 채로,

그래도 손을 내미는 것.

"나를 받아줄래요?"

"당신을 받아들이겠어요."

이것이 진짜 친밀감입니다.

살아 있는 이야기 : 유진과 소은의 약속

유진은 오랫동안

누구에게도 진심을 털어놓지 못했습니다.

상처받을까 봐,

거절당할까 봐 두려웠습니다.

그러던 어느 날,

소은이라는 사람을 만났습니다.

조심스럽게 자신의 아픔을 이야기했을 때,

소은은 조용히 그의 손을 잡았습니다.

"괜찮아.

 너는 혼자가 아니야."

그 한마디가

유진의 마음을 열었습니다.

서툴고 두려웠지만,

두 사람은 서로의 삶에 뿌리 내리기 시작했습니다.

살아 있는 이야기 2 :

한 청년이 있었습니다.

그는 늘 혼자였고,

혼자인 것이 편하다고 말했습니다.

그러나 어느 겨울,

우연히 만난 친구와 함께 눈싸움을 하고,

따뜻한 차를 마시며 그는 깨달았습니다.

"아, 나도 누군가와 함께 있고 싶구나."

친밀성은 단지 연애나 결혼의 문제가 아닙니다.

내 마음의 문을 여는 용기,

다른 이의 아픔에 다가가는 다정함을 배우는 시간입니다.

고립은 때로 자신을 지키는 방어막처럼 보입니다.

하지만 결국 마음속에 깊은 외로움을 남깁니다.

살아 있는 이야기 3 :

첫 월급날,

그녀는 엄마에게 작은 꽃다발과 함께 쪽지를 건넸다.

"그동안 고마웠어요.

 이제 제가 엄마를 도울게요."

엄마는 웃으며 말했다.

"이제 진짜 어른이 되었구나."

그 말 한마디에

그녀는 두려움 대신

책임의 기쁨을 배웠다.

심리적 의미 : 진짜 나를 내어주기

초기 성인기의 과제는

　'완벽한 사랑'을 찾는 것이 아닙니다.

있는 그대로의 나로 사랑하고,

사랑받는 것.

진짜 관계는

서툼과 상처를 두려워하지 않고

진심으로 마주할 때 만들어집니다.

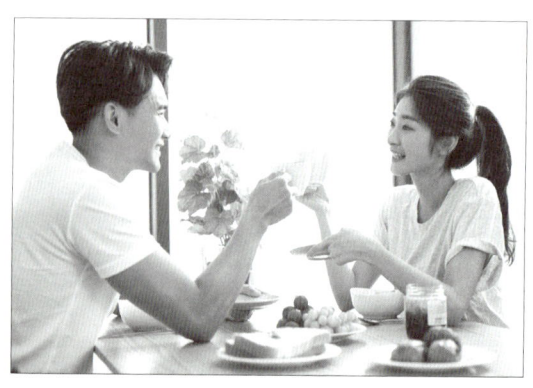

영적 의미 : 신 앞에 선 둘의 모습

과르디니는 말합니다.

" 진정한 친밀은 신 앞에서 서로를 바라보는 것이다."

나의 부족함을 드러내면서도,

상대의 약함을 품으면서도,

둘이 함께 신을 향해 걸어가는 것.

이것이 성숙한 사랑이며,

인간 존재의 아름다움입니다.

"사랑과 헌신 속에 신의 형상을 발견한다."

당신에게 건네는 작은 묵상

혹시 요즘,

누군가에게 다가가고 싶지만

망설이고 있나요?

"상처받을까 봐 무서워."

"혼자가 더 편할지도 몰라."

그럴 때,

마음을 조용히 열어봅니다.

사랑은 완벽해서 주는 것이 아닙니다.

부족함에도 불구하고

함께하려는 의지 속에 피어납니다.

당신의 용기 있는 손 내밂을,

세상은 기다리고 있습니다.

** 우리에게 주어진 여섯 번째 과제:
 "다른 사람을 환대할 수 있는 용기를 기르기."

** 삶의 여섯 번째 시간에 필요한 한 문장:
 "네가 있는 곳에, 나도 있을게."

제7장

남기는 것과 내려놓는 것 – 중년기(40~65세)
생성성의 시간 – 정체를 넘어 타인을 키우기

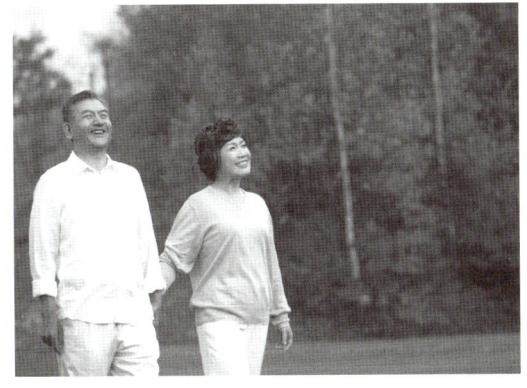

의미를 찾는 시간

"진짜 어른은 자신만을 위한 삶을 멈춘다."
일과 가정,
사회적 역할 속에서
우리는 쉼 없이 달려왔습니다.
이제 삶은 우리에게 조용히 묻습니다.
"나는 다음 세대를 위해 무엇을 남길 것인가?"
에릭슨은 이 시기를
'생산성 대 침체감'이라 불렀습니다.
타인을 돌보며 세상에 기여하는 삶을 강조합니다.
과르디니 신부도 이 시기를
"자신을 넘어선 존재가 되어가는 시기"라고 말합니다.
가족에너지의 병든 순환이 권태를 부릅니다.

씨를 심는 삶

생산성이란 단순히 '일'을 의미하지 않습니다.

진정한 생산성은

나 아닌 다른 존재를 위한 삶을 뜻합니다.

아이를 키우고,

후배를 이끌고,

공동체를 돌보며,

가르치고,

나누고,

베푸는 것.

이 모든 것이

우리 존재를 더욱 풍성하게 만듭니다.

살아 있는 이야기 : 선우의 작은 도서관

선우는 50세에 조그만 마을 도서관을 열었습니다.

크고 화려하지는 않았지만,

아이들에게 책을 읽어주고,

청소년들에게 꿈을 나누어주었습니다.

그는 말했습니다.

"큰일을 해야 하는 게 아니야.

내가 할 수 있는 만큼,

이 세상에 사랑을 심는 거야."

살아 있는 이야기 2 :

"아빠, 나 이거 잘한 것 같지?"
아들이 만든 첫 PPT를 함께 보며,
그는 오래전 자신의 젊은 날을 떠올렸다.
그 시절 꿈꿨던 모든 것들은 비록 다른 모습이지만,
자녀를 통해 또다시 피어나고 있었다.

심리적 의미 : 세상을 위한 삶

중년기의 생산성은
자아실현만을 위한 것이 아닙니다.
타인을 위한 헌신 속에서
자신을 다시 발견하는 시간입니다.
만약 이 시기를 이기적 목표에만 매달리면,
삶은 쉽게 공허해지고
침체에 빠질 수 있습니다.

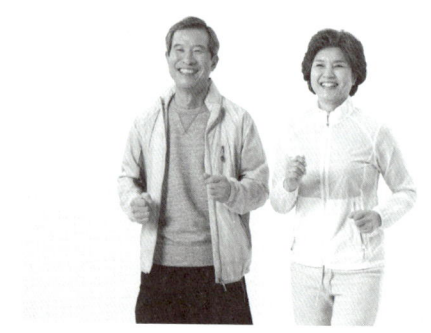

영적 의미 : 나를 넘어서 신을 향해

과르디니는 말합니다.

"진정한 성숙은 나를 넘어

　신의 뜻을 위한 삶을 선택하는 것이다."

우리가 심은 사랑과 선의 씨앗은,

우리 생애를 넘어

다음 세대를 꽃피울 것입니다.

"나는 신의 뜻을 따라 세상에 의미 있는 것을 남긴가?"

당신에게 건네는 작은 묵상

혹시 요즘,

"내가 하는 일이 무슨 의미가 있을까?"

허무한 마음이 드시나요?

기억하세요.

한 권의 책을 읽어준 것,

한 번의 격려를 건넨 것,

한 번의 용서를 선택한 것.

이 작은 행동들이

세상을 살리고 있습니다.

당신의 손길은,

누군가의 내일을 밝혀주는 등불이 됩니다.

※ 우리에게 주어진 일곱 번째 과제:
 "세상을 향해 작은 빛 하나라도 심어가기."

※ 삶의 일곱 번째 시간에 필요한 한 문장:
 "네가 있는 것으로, 이 세상은 조금 더 환해졌어."

제8장

모든 것을 품고 떠나다 – 노년기(65세 이후)
통합의 시간 – 절망을 넘어 수용하기

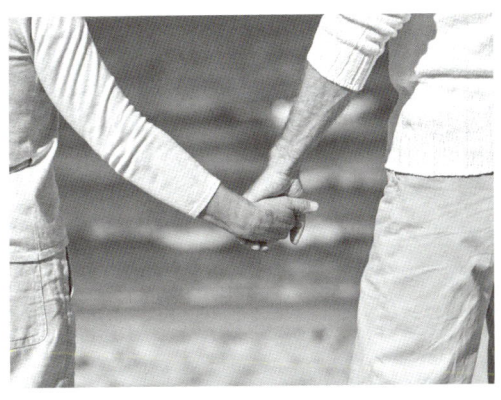

삶을 돌아보는 시간

"살아온 삶을 다시 껴안는 시간."

노년은 마치 저녁노을 같습니다.

하루가 저물듯, 인생의 황혼에서 우리는 조용히 자신에게 묻습니다.

"내 삶은 과연 의미 있었는가?"

에릭슨은 이 시기를

'통합감 대 절망감'의 시기라고 말했습니다.

삶 전체를 포괄적으로 바라보며,

기쁨과 슬픔,

성공과 후회,

사랑과 상처를

하나의 이야기로 껴안을 수 있는지 묻는 시간입니다.

과르디니는 이 시기를

"삶 전체를 감사하는 시간"이라고 말합니다.

프로이트는 "삶의 마지막 단계에서 인간은

더 이상 미래를 향해 달리지 않는다.

그는 자신의 과거와 화해하려 한다"고 말했습니다.

이 시기, 무의식 깊숙한 곳에서

삶 전체를 정리하는 마음의 일이 일어납니다.
상실을 통과할 때 가족 전체 에너지 전환이 일어납니다.

기억을 품으며

완벽한 삶이었느냐보다 더 중요한 건

내가 내 삶을 사랑할 수 있는가입니다.

반짝이던 순간도,

실수했던 날도,

누군가에게 상처 주었던 어두운 기억조차도

"그 또한 내 인생이었다"고 말할 수 있을 때,

비로소 우리는 통합감이라는 선물을 받게 됩니다.

칼 융은 말했습니다.

"인생의 오후에 이르러서도 여전히 아침의 원칙으로 살아 가려 한다면,

이는 재앙이 될 것이다."

삶의 중후반은 이전과는 다른 원리로 살아야 한다고 그는 강조했습니다.

성취가 아닌 수용,

움직임이 아닌 존재

그 자체를 받아들일 수 있을 때,

노년의 지혜는 빛납니다.

살아 있는 이야기: 정희 할머니의 미소

정희 할머니는 작은 시골 마을에서
30년 넘게 국숫집을 운영해왔습니다.
화려한 간판도,
대단한 기술도 없었지만
동네 사람들은 늘 그녀의 국수를 그리워했습니다.
그녀는 늘 말했습니다.
"참, 잘 살았어.
　내 손으로 배 곯은 사람 없게 했으니 된 거지."
그 말엔 경쟁도,
후회도,
미련도 없었습니다.
그저 담백하게,
존재 자체로 완성된 미소였습니다.

살아 있는 이야기 2 : 할머니의 손

공원 벤치에 앉아 햇살을 쬐던

할머니는 옆자리의 손녀에게 말했다.

"할머니는 네가 자라는 걸 보며 살아온 세월이 참 기뻤단다."

손녀는 미소 지으며 손을 꼭 잡았다.

그 손의 주름은 사랑의 지도였다.

통합은 완벽한 삶에서 오는 것이 아닙니다.

수많은 결핍과 아픔에도 불구하고

"내가 이 삶을 사랑했다"고 말할 수 있는 용기에서 비롯됩니다.

절망은 과거를 부정하고,

자신을 부정하는 것에서 태어납니다.

그러나 통합은 그렇게 묻습니다.

"그럼에도 불구하고,

당신은 당신이었잖아요."

심리적 의미 : 있는 그대로의 나를 수용하기

노년기의 심리적 과제는

자신의 삶을 품는 용기입니다.

지나온 여정을 정직하게 바라보고,

수많은 선택과 실패를 용서하며

그 안에서 의미를 발견하는 것.

빅터 프랭클은 말했습니다.

"고통 그 자체는 의미를 갖지 않는다.

그러나 고통에 어떤 태도로 반응하느냐는,

인간의 존엄이다."

노년의 지혜는 단지 기억의 창고가 아닙니다.

그것은 살아온 시간에 대한 새로운 해석과

마지막으로 남에게 줄 수 있는 지혜의 등불입니다.

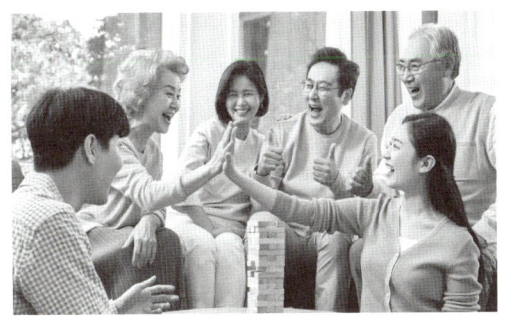

영적 의미 : 신을 향한 귀환

로마노 과르디니는 말합니다.

"삶의 마지막은 죽음이 아니라,

　신을 향한 귀환이다."

칼 융 또한, 인간은 죽음을 단순한 끝이 아닌

'자기(Self)'와 하나 되기 위한 통합의 과정으로 바라보았습니다.

노년은 단지 늙는 것이 아니라

자기 자신과,

세상과,

그리고 신과의 화해입니다.

돌아갈 준비를 하며

우리는 다시,

그 품으로 돌아갑니다.

처음 태어났을 때 우리를 감싸주었던

그 따뜻한 손길을 향해.

"다 이루어졌다" (요한 19:30)

"아버지, 제 영을 아버지 손에 맡깁니다." (루카 23:46)

당신에게 건네는 작은 묵상

혹시 오늘,

지나온 시간을 돌아보며

마음에 무거운 그림자가 드리워져 있나요?

괜찮습니다.

당신의 삶은 실패한 적이 없습니다.

후회도,

아픔도,

모두 한 권의 책을 완성하기 위한 장(章)이었습니다.

우리는 누구나

매일매일 최선을 다해 살아낸 존재입니다.

삶은 반드시 완벽하지 않아도 됩니다.

그저 충실했던 하루하루가 모여, 완전한 여정이 됩니다.

감사합니다.

수고 많으셨습니다.

그리고,

사랑합니다.

❋❋ 우리에게 주어진 여덟 번째 과제:
"내 삶 전체를, 미완성인 채로 받아들이기."

❋❋ 삶의 여덟 번째 시간에 필요한 한 문장:
"당신의 이야기는 이미 충분히 아름다웠어요."

초기 노년기 (65~74세) : 노을빛으로 물든 날들

노을빛 보며

이 시기의 삶은

마치 저녁노을이 천천히 온 세상을 물들이듯,

익숙했던 일상을 내려놓고

새로운 빛을 받아들이는 시간입니다.

정년 이후의 자유는 달콤하면서도 낯설고,

오랫동안 수행했던 역할에서 벗어나

스스로의 새로운 얼굴을 마주하게 됩니다.

돌아보니

한 생애의 절반 이상을 달려온 당신은
이제,
　'무엇을 이루었는가' 보다
　'이제 무엇을 향해 나아갈 것인가' 를 묻습니다.
그 질문은 조급하지 않으며,
석양처럼 부드럽고 사색적입니다.
지금껏 지나온 모든 날들이 한 편의 시처럼
당신의 마음 속에 자리하고 있습니다.

살아있는 이야기

영수 씨(68)는 은퇴 후
'무용지물'이 된 듯한 허무를 느꼈지만,
지역 도서관에서 책을 정리하고
마을 텃밭에서 씨앗을 심으며
다시 호흡하기 시작했습니다.
"가을 햇살 아래, 땅을 파고 씨앗을 심는
 나 자신이 참 고맙게 느껴졌어요."
그는 그렇게 말했습니다.

살아 있는 이야기 2 :

은퇴 후 처음 떠난 기차 여행,

그는 처음 보는 바다 앞에서 숨을 멈췄다.

"이제 내 시간이야."

조용히 속삭이며,

그는 카메라 셔터를 눌렀다.

인생은 여전히 발견 중이었다.

심리적 의미

에릭슨의 이론에서 이 시기는
자아통합을 향한 여정의 초입입니다.
칼 융은 이 시기를
"개인 무의식과 집단 무의식이 교차하며,
 자아가 깊어지는 시기"로 보았습니다.
수많은 사회적 가면 뒤에 감추어졌던 진짜 자아와의 대면이 시작됩니다.

영적 의미

이제 당신은 성취보다
존재의 깊이에 관심을 두게 됩니다.
빅터 프랭클이 말했듯,
"노인을 부러워해야 하는 이유는,
그들은 이미 삶의 의미를 성취한 존재이기 때문"입니다.
외적 성공이 아닌,
내적 충만을 향해 나아가는 길목에서
당신은 '존재의 내공'을 갖춰갑니다.

당신에게 건네는 작은 묵상

노을빛은 저물기 위해 존재하지 않습니다.
오히려 하루 중 가장 아름다운 순간으로
완성되기 위해 빛납니다.
이제 당신의 삶도 마찬가지입니다.
은퇴는 끝이 아니라,
의미의 새싹이 돋는 또 다른 시작입니다.

※ 우리에게 주어진 과제:
   오랫동안 감당했던 사회적 역할을 내려놓고,
   진짜 나의 얼굴과 삶의 새로운 의미를 마주하는 것.

※ 당신에게 필요한 한 문장:
   "이제는 누군가의 기대가 아닌,
    내 마음이 향하는 곳으로 걸어가도 괜찮습니다."

중기 노년기 (75~84세) : 눈 내린 들녘

들녘에서

이 시기는 겨울의 초입,

설경처럼 조용하고 서늘한 시간입니다.

신체는 익숙한 리듬을 잃어가고,

상실의 바람은 문틈으로 스며듭니다.

하지만 바로 그 고요 속에서 당신은

자신에게 가장 가까워지는 법을 배웁니다.

잔잔한 호수에서

몸은 예전 같지 않고,

마음도 더 쉽게 흔들립니다.

하지만 오히려 이러한 불안과 고독은

당신을 삶의 중심으로 이끕니다.

이 시기의 기억은 맑은 호수처럼 잔잔히 떠오르며,

그 어떤 것보다 명확한 진실을 품고 있습니다.

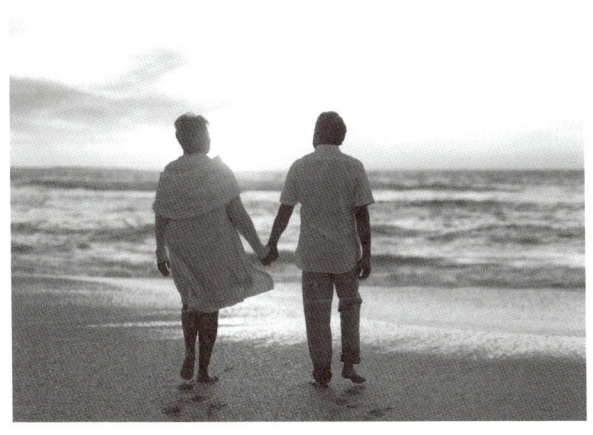

살아있는 이야기

정순 씨(78)는 남편을 잃은 해,
모든 것이 멈춘 듯 느꼈습니다.
하지만 노인정에서 만난 친구들과의 그림 수업이
그의 눈을 다시 뜨게 했습니다.
"눈 속에 묻혀 있던 내 마음이 천천히 녹는 것 같았어요."
그녀는 말합니다.

살아 있는 이야기 2:

동네 아이들에게 동화를 읽어주는
노인은 말끝마다 웃음을 지었다.
"옛날 옛적에 말이야…"
아이들의 눈이 반짝일 때마다,
그는 다시금 살아 있는 이야기가 되었다.

심리적 의미

에릭슨은 이 시기를 자아통합 대 절망의 시기로 보았습니다.

인생의 성찰을 통해 과거를 긍정하거나,

반대로 후회 속에 머무를 수 있습니다.

이 시기에는

 '나는 누구였는가'가 아니라,

 '나는 지금 누구인가'를 다시 정의하는

용기가 필요합니다.

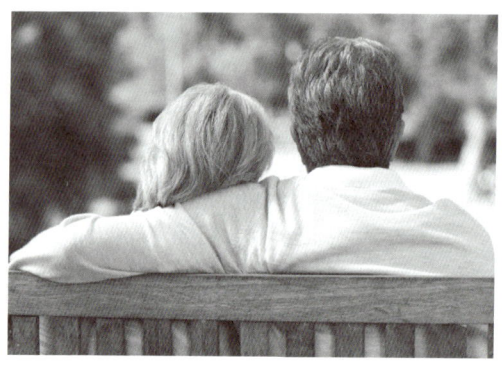

영적 의미 : 존재를 너머

마음속으로는
이미 또 다른 세계와 교감하는 법을 배웁니다.
세속적 역할에서 자유로워지고,
더 깊은 차원의 존재를 직감하게 됩니다.
영혼은 상실을 통해 성숙하고,
눈보라 속에서도 빛을 기억하는 법을 배웁니다.

당신에게 건네는 작은 묵상

겨울이 아무리 매서워도,

당신의 내면에는 꺼지지 않는 난로 하나가 있습니다.

그 불씨를 지키며,

어쩌면 당신은 지금까지보다 더 깊이

살아가고 있는 중입니다.

누구보다도 생의 본질에 가까이 있는 바로 지금,

당신은 온전히 '자기'로 존재하고 있습니다.

※ 우리에게 주어진 과제:
 상실과 고요함 속에서 내면의 불씨를 지키며,
 '지금의 나'를 있는 그대로 받아들이는 용기.

※ 당신에게 필요한 한 문장:
 "흔들림 속에서도,
 나는 여전히 나답게 살아갈 수 있다는 것을 알게 되었습니다."

후기 노년기 (85세 이상) : 깊은 겨울의 고요함

고요 속에서

세상은 더 조용하고,

하루의 리듬은 느려집니다.

그러나 이 고요함은 공허함이 아닌,

오래된 와인처럼 숙성된 깊이입니다.

육체는 작아지고

약해지지만,

내면의 우주는 더욱 확장됩니다.

죽음은 가족 에너지장 재편을 요구합니다.

다 좋았다!

이 시기에는 더 이상 성취도,

과업도 중요하지 않습니다.

다만, "어떻게 살았는가"에 대한

조용한 회고가 마음을 채웁니다.

불완전했던 날들도,

치열하게 살았던 순간들도

이제는 당신의 일부로 온전히 받아들여집니다.

살아있는 이야기

90세 윤경 할머니는 자신을

"오랜 겨울 산행을 마친 노루"라 불렀습니다.

"나는 지금도 길을 걷고 있지만,

더 이상 바쁘게 뛰지 않아도 돼요.

내가 지나온 발자국이 나를 증명하니까요."

살아 있는 이야기 2:

"이 할머니는 말이야,
 아주 용감한 간호사였단다."
요양병원에서 자원봉사자가
그에게 이름표를 달아주며 말했다.
그는 천천히 눈을 감으며 미소 지었다.
기억은 희미해졌지만,
존재는 여전히 누군가의 자부심이었다.

심리적 의미

융은 노년의 가장 큰 과업은
'자기 수용'이라고 보았습니다.
노인이 자신의 노쇠함을 부정하지 않고 받아들일 때,
오히려 깊은 존엄이 피어난다고 했습니다.
자아는 더 이상 타인의 시선에 묶이지 않고,
자기 자신으로 고요히 존재하게 됩니다.

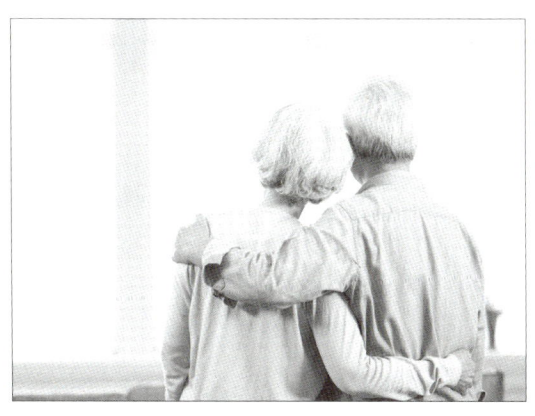

영적 의미 : 영원을 향하여

삶의 끝을 준비하는 시간이기에,
이 시기는 본능적으로
 '영혼의 시선'을 갖게 됩니다.
고통조차 의미로 바라보며,
죽음은 두려움이 아니라
마침내 완성으로 다가옵니다.
프랭클은 말합니다.
 "고통과
  죽음 없이
  삶은 완전하지 않다"고.

당신에게 건네는 작은 묵상

깊은 겨울,

모든 생명이 멈춘 듯 보이지만,

나뭇가지 안쪽에는 봄의 싹이 준비되고 있습니다.

당신의 생 또한 그렇습니다.

한 장 한 장 정성껏 써온 인생의 책이

이제 마지막 페이지를 향해 가고 있습니다.

그러나 그 글 속에는

당신만이 줄 수 있는 지혜와 향기가 가득합니다.

** 우리에게 주어진 과제:
    삶 전체를 받아들이고,
    불완전함 속에 피어난 존엄으로 자기 자신을 온전히 수용하는 것

** 당신에게 필요한 한 문장:
    "더는 증명하지 않아도 됩니다 —
    나는 이미 충분히 아름다운 여정을 걸어왔으니까요."

제9장

다시 쓰는 이야기 – 영혼의 회고와 재탄생

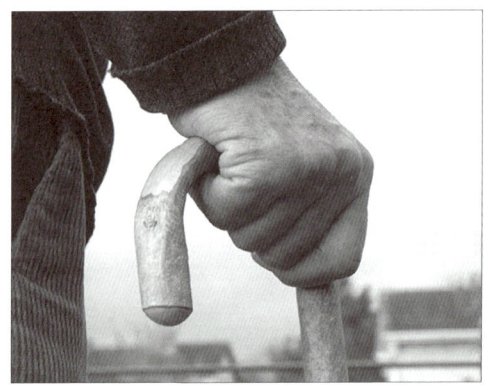

돌아보며 다시 시작하기

노년기의 끝자락에서 우리는 하나의 문을 닫지만,

또 다른 문을 엽니다.

몸은 더 이상 젊지 않지만,

마음은 더 투명해집니다.

세상과의 관계를 정리하고,

가족과 이웃과의 연결을 느슨하게 하며,

우리는 내면의 가장 깊은 중심과 마주하게 됩니다.

칼 융은 말했습니다.

"인간의 삶은 씨앗에서 시작되어

  꽃을 피우고,

  열매를 맺고

  다시 씨앗으로 돌아간다."

영혼의 순환은 끝이 아닌 순례입니다.

지금 우리가 마주한 이 고요함은,

다음 삶을 위한 준비일지도 모릅니다.

살아 있는 이야기 : 수산나 수녀의 노을

수산나 수녀는 70대에 접어들어
조용한 수녀원에서 명상을 이어갔습니다.
사람들의 왕래도 줄었지만,
수녀는 말했습니다.
 "지금이야말로 가장 충만한 시간입니다.
  아무것도 이루려 하지 않아도,
  이미 나는 충분합니다."
수녀의 하루는 단순했지만 깊었습니다.
매일 새벽 촛불을 피우고,
성경 한 줄을 읊으며,
이생을 다독였습니다.

살아 있는 이야기2 :

그녀는 마지막 생일 케이크의 촛불 앞에서 말했다.

"나는 참 좋은 삶을 살았어."

그 말에 자녀들이 눈물을 글썽였다.

그녀의 말은 기도가 되었고,

기도는 사랑의 씨앗이 되어

다음 세대로 전해졌다.

심리적 의미 : 죽음을 넘어 삶을 안는 통찰

빅터 프랭클은 말했습니다.

"삶이 우리에게 질문을 던지고,

우리는 그에 응답하며 살아간다."

죽음 앞에서 우리가 마주하는 질문은,

삶 전체에 대한 응답입니다.

이 시기,

인간은 자신의 이야기 전체를 하나의 시처럼 읽어냅니다.

그 안에 고통도 있고,

기쁨도 있습니다.

완성되지 않았더라도,

충분히 의미 있던 삶이었다고 말할 수 있다면,

우리는 통합된 영혼을 품게 됩니다.

개인과 가족이 함께 성장하고,

얽힌 에너지를 풀며,

세대를 넘어 치유를 이루는

큰 그림을 그릴 수 있습니다.

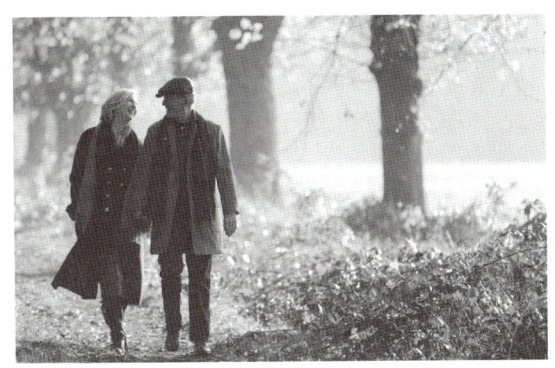

영적 의미 : 영혼의 귀향

로마노 과르디니는 말했습니다.
"삶이 끝나는 순간,
 영혼은 자신의 원천으로 돌아간다."
이는 어떤 교리나 종교를 떠나,
존재의 본질에 관한 고백입니다.
우리는 다시 품으로 돌아갑니다.
처음 태어나기 전의 고요 속으로,
신의 숨결 안으로.
이 귀향은 두려움이 아니라 평화이며,
종말이 아니라 영혼의 안식입니다.

당신에게 건네는 마지막 묵상

혹시 지금, 삶의 끝을 마주하고 계신가요?

아니면 누군가의 마지막을 지켜보고 계신가요?

기억해 주세요.

그 삶은,

누구보다도 귀한 여정이었습니다.

그리고 그 끝은,

또 하나의 시작입니다.

✽✽ 우리에게 주어진 과제:
  삶의 끝자락에서 모든 순간을 하나의 시로 껴안으며,
  다음 생을 위한 조용한 준비를 받아들이는 것.

✽✽ 당신에게 필요한 한 문장:
 "이제 나는 떠나는 것이 아니라,
  본래의 나로 돌아가는 길을 걷고 있습니다."

에필로그

삶, 그 자체로 충분했던 여정

이 책은 긴 강을 건너는 이야기입니다.
어릴 적,
저는 늘 물가에 앉아 물살을 바라보곤 했습니다.
물이 흐르는 모습은 때로 조용했고,
때로는 소용돌이쳤습니다.
그러나 어떤 형태로든,
물은 흐르고 있었습니다.
삶도 마찬가지였습니다.
흔들리며 성장하고,
아프며 깊어지고,
사랑하며 단단해졌습니다.
로마노 과르디니 신부의 통찰은
제게 묵직한 울림을 주었고,
에릭 에릭슨의 발달 이론은
삶을 바라보는 지도를 그려주었습니다.
그는

"삶은 일련의 과제이며,
　매 시기마다 새로운 성장을 요구한다."고 말했습니다.
과르디니는 말했습니다.
"삶은 사랑과 수용의 학교이다."다고.
프로이드와 융은 무의식의 세계를 알려주고,
빅토르 프랭클은 삶의 의미를 찾아보게 해주었습니다.
한 사람의 인생이란,
계절처럼 순환하며
흐르는 이야기입니다.
처음엔 울음으로 시작되어,
말이 되고,
사랑이 되고,
어느새 기억으로 남았다가,
다시 누군가의 가슴에서
이야기로 살아납니다.
우리가 누군가의 손을 잡아줄 때,
우리가 그리운 이를 기억할 때,
우리가 다정한 말 한마디를 건넬 때,
그 사람의 삶은 끝나지 않습니다.

그건 단지,
다른 모습으로 피어난 사랑의 재탄생입니다.
이 이야기를 읽는 당신도,
지금 이 순간,
누군가의 기억 속에서
살아 있는 이야기일지 모릅니다.
이 책을 마무리하며,
우리는 다시 처음으로 돌아갑니다.
"나는 세상을 믿을 수 있는가?"라는
질문에서 시작된 여정은,
"나는 내 삶을 사랑할 수 있는가?"라는
질문으로 끝이 납니다.
그 사이를 살아온 우리는,
실패와 실수,
성장과 사랑을 모두 경험하며
'인간'이라는 아름다운 존재로 깊어졌습니다.
이 책을 통해 함께 걸어온 길 위에서,
우리는 알게 됩니다.
완벽한 삶은 없습니다.

오로지 "성실하게 살아낸 삶"만이 있을 뿐입니다.

지금 이 순간에도,

삶은 우리에게 말을 걸고 있습니다.

"조금 더 사랑하렴."

"조금 더 용감하렴."

"조금 더 너 자신이 되렴."

에릭슨은 인생을 과업이라고 불렀지만,

우리는 말하고 싶습니다.

인생은 하나의 시(詩)이며,

기도이며,

예술이었습니다.

부디 이 책이,

당신의 여정에 따뜻한 동반자가 되었기를 바랍니다.

그리고 당신이 지금 서 있는 그 자리에서,

자신을 위로하고 끌어안으며

이렇게 말해주길 바랍니다.

"나는 충분히 잘 살아왔다."

" 감사합니다."